AF324559

RAPPORT

Fait à la Société Impériale de Médecine de Marseille,

SUR

L'ÉTABLISSEMENT THERMAL DES CAMOINS,

Par M. DUSSAU,

Pharmacien,

AU NOM D'UNE COMMISSION SPÉCIALE.

———

(Extrait du Bulletin de la Société Impériale de Médecine, Janvier 1862).

———

MARSEILLE.

TYP. ET LITH. BARLATIER-FEISSAT ET DEMONCHY,
Rue Venture, 19.

—

1862.

RAPPORT

sur

L'ÉTABLISSEMENT THERMAL

DES CAMOINS.

Messieurs ,

Par une lettre lue dans votre séance du 10 août 1861 , M. d'Heureux , propriétaire de l'établissement thermal de Camoins-les-Bains, a provoqué la nomination d'une commission chargée de constater les nombreuses améliorations qu'il a apportées dans son établissement depuis la dernière visite de la Société, en 1839.

La commission , désignée par M. Méli , vice-président, remplissant les fonctions de président, a réuni MM. les docteurs Roux (de Brignolles) père , Ulo, Jubiot, Villard et M. Dussau , chimiste pharmacien de 1re classe.

Le mardi 13 août , cette commission a nommé M. Roux président et M. Dussau secrétaire-rapporteur. Elle a tracé le plan de ses travaux et fixé sa visite à Camoins-les-Bains au samedi 17 août.

Arrivés à l'établissement, les membres de la commission ont été accueillis par M. d'Heureux, qui a mis à leur disposition tout ce qui pouvait faciliter leurs recherches.

Camoins-les-Bains est situé sur le penchant d'une fraîche colline où coule, du nord au sud, un petit torrent appelé *Carpoulière*. L'ombrage y est abondant, l'air pur ; une longue avenue bordée d'arbres de haute futaie conduit à l'édifice principal (hôtel Cambrai), exposé au sud-ouest, et devant lequel règne une vaste terrasse plantée de marroniers, dont l'épais feuillage garantit les baigneurs des ardeurs du soleil. De nombreuses allées ombragées, des prairies, rien ne manque pour rendre agréable ce séjour qui réunit les conditions d'hygiène et de salubrité nécessaires aux malades.

L'air frais qui circule dans la vallée assure à l'établissement, dont la situation est admirable, une température toujours inférieure à celle de notre ville. La colline qui s'élève en face le garantit des rafales du vent du Nord.

A l'extrémité de la grande avenue, à gauche, se trouve la source-fontaine où coule en abondance l'eau minérale sulfureuse destinée à la boisson. La source, elle-même, est plus loin et plus profondément enfoncée dans la terre ; elle est située au nord de l'établissement, sur des roches de nature schisteuse, à quatre mètres environ au-dessous du sol ; elle a une température de 14° 75 centièmes, celle de l'air ambiant étant de 22° centigrades. Plusieurs fouilles ont été pratiquées sur la propriété de M. d'Heureux, dans un rayon d'environ 80 mètres, on a toujours trouvé l'eau sulfureuse à la profondeur que nous venons de désigner.

Cette eau est sulfureuse secondaire ; elle appartient à la classe des eaux sulfurées calciques froides ; elle traverse des terrains de sédiment tertiaires ; — l'acide sulfhydrique se forme par la décomposition du sulfate de chaux au moyen des matières organiques (lignites) qu'elle rencontre sur son passage.

A la source aboutissent deux petits canaux souterrains hermétiquement fermés : l'un, conduit l'eau minérale à la fontaine dont nous venons de parler, où la température de l'eau est de 16°, et où celle-ci coule avec une abondance telle , qu'un excédant considérable va se perdre dans les prairies. Les parois intérieures de cette fontaine sont tapissées d'une couche épaisse de soufre , provenant de la décomposition de l'hydrogène sulfuré ; en appuyant les doigts sur les parois , on sent une matière visqueuse qui dénote la présence de la barégine dans l'eau minérale. Aux alentours de la fontaine , une forte odeur d'œufs pouris accuse un dégagement notable de gaz acide sulfhydrique ; une lame de cuivre ou d'argent plongée dans l'eau noircit rapidement.

L'autre canal souterrain amène l'eau minérale dans deux bassins en maçonnerie, hermétiquement cimentés et toujours entièrement remplis. Le premier de ces bassins contient l'eau à son état normal , prête à être distribuée dans les baignoires ; le second, la contient à un degré de chaleur suffisamment élevé pour préparer un bain au degré voulu. A côté de ces deux réservoirs se trouve aussi un tuyau par où s'écoule l'excédant du deuxième petit canal.

L'eau est chauffée en vase clos. Voici en quoi consiste ce système : Dans un vaste récipient, hermétiquement fermé et entièrement plein, se trouve un tube étamé qui a la forme d'un serpentin aux nombreuses et larges circonvolutions , où circule de la vapeur surchauffée par une chaudière. On conçoit sans peine que ce moyen de chauffer un liquide lui conserve tous ses principes gazeux. Ce système est employé à Enghien , à Uriage , à Allevard, etc ; à côté des réservoirs à eau minérale se trouvent le pavillon des Bains et la galerie des Douches.

Le vaste pavillon des Bains , situé à droite en entrant dans la propriété , comprend un salon d'attente , le cabinet du directeur , la lingerie et enfin une salle spacieuse bien aérée , de dix mètres de long sur dix de large , autour de laquelle sont disposées seize cabines contenant dix-sept baignoires en très-bon état , dont dix en marbre et sept en ardoise. Le baigneur peut, en outre, faire usage , en boisson , de l'eau minérale qui s'échappe d'une fontaine à jet continu , située au centre de ce même pavillon. Un large escalier conduit à la galerie des Douches, qui est à côté et un peu au-dessous des locaux que nous venons de citer et qui possède cinq cabi-

nets où se trouvent distribués tous les systèmes
de douches : douches écossaises , douches à jet
continu , douches ascendantes , douches froides et
chaudes.

La pression de ces douches est d'une atmosphère
et demie. Cette force est imprimée à l'eau au moyen
d'une roue à palettes qui est mue à bras d'homme et
placée à l'étage supérieur. On peut, si le cas l'exige,
donner à la douche la pression que l'on désire. Sont
disposées au tour de cette deuxième galerie, cinq
cabines à baignoires et une double baignoire. Total :

Cabines à simple baignoire, dix-huit ;

Cabines à double baignoire, deux ;

Baignoires en marbre , douze ;

Baignoires en ardoise, dix.

Le rapport fait à votre Compagnie, en 1839, men-
tionne neuf ou dix baignoires. Nous constatons, par
conséquent, une extension considérable dans l'importance de l'établissement , extension due, sans
aucun doute, aux effets salutaires des eaux.

On peut aujourd'hui à Camoins-les-Bains donner
des bains de vapeur, des bains d'eau douce, des bains
mitigés et un très-grand nombre de bains d'eau minérale.

Les tuyaux et les diverses conduites sont en métal
étamé ou en grès. Toutes les cabines sont convenablement aérées, et partout, nous l'avons constaté
avec plaisir, règne la plus grande propreté. Dans les
galeries dont nous venons de parler, il est possible de
donner de cent vingt à cent cinquante bains par jour.

Au moment de notre visite , quatorze baignoires sont occupées, et la fontaine coule avec la même abondance. Le débit de la source minérale peut être évalué à 200 mètres cubes d'eau environ par jour.

Un hôtel , de construction récente , est adjacent au pavillon des Bains et à la galerie des Douches. Les baigneurs, dont la santé est trop délicate, peuvent , au moyen d'un escalier convenablement disposé, aller de leurs appartements aux bains, et *vice-versâ* , sans s'exposer au contact de l'air extérieur. On peut, dans une foule de cas, tirer un grand avantage de cette disposition favorable. Cet hôtel , qui porte le nom de son fondateur (M. d'Heureux), possède trente-cinq chambres. L'hôtel Cambrai , que nous avons déjà signalé, en contient quarante-deux. Total 77 chambres, dont le luxe est banni à la vérité , mais où l'on voit avec satisfaction le confortable et la bonne tenue. Là, se trouvent , en outre, un salon de compagnie et un cabinet de lecture.

La Commission a dû examiner l'influence qu'ont pu avoir les eaux du canal de Marseille sur celles de Camoins-les-Bains.

L'aspect des lieux et l'analyse chimique démontrent que cette influence est nulle. L'eau minérale des Camoins ne subit pas l'action des eaux pluviales. Le canal ne saurait agir sur elle, puisqu'il est situé à une grande distance de la source , et que , dans un parcours de plus de 1,200 mètres dans la propriété de M. d'Heureux , il a ses parois intérieures soigneusement recouvertes d'une couche épaisse de ciment hydraulique de la Valentine.

Avant de parler de l'analyse chimique de l'eau minérale, permettez-moi, Messieurs, de vous exposer quelques courtes considérations sur les eaux potables de Camoins-les-Bains.

Nous avons examiné avec soin les eaux potables que possède l'établissement ; elles sortent de la terre à cent cinquante mètres environ de la source d'eau minérale ; elles sont fraîches, limpides, agréables à boire et très-abondantes. Nous les avons essayées par l'hydrotimètre. Ce précieux et sensible instrument nous prouve qu'elles sont d'excellente nature ; leur degré hydrotimétrique se rapproche le plus du degré des meilleures eaux potables.

Le degré hydrotimétrique de l'eau minérale est même inférieur à celui des eaux potables.

Il ne me reste plus, pour terminer mon rapport, qu'à vous présenter l'analyse chimique de l'eau minérale de Camoins-les-Bains. Je me contenterai de vous indiquer succinctement les expériences faites et les résultats obtenus.

Propriétés Physiques des Eaux.

Les eaux des Camoins sont froides, incolores, d'une odeur fortement sulfureuse, d'une saveur peu désagréable. En les examinant dans un vase transparent, on voit flotter quelques filaments de matière organique qui se déposent bientôt au fond du vase. La densité de l'eau est de 1, 0021 ; sa température a une moyenne de 15 degrés centigrados.

Propriétés Chimiques.

Les eaux des Camoins rougissent légèrement le papier de tournesol. Essayées par les réactifs, elles ont donné les résultats suivants :

Sulfhydrate d'ammoniaque. — Trouble et léger précipité blanc.

Ammoniaque et potasse. — Précipité blanc.

Carbonate de soude. — Abondant précipité blanc.

Chlorure d'or. — Rien au moment même, mais en laissant ce réactif un certain temps en contact avec l'eau, celle-ci se trouble.

Tannin. — Rien absolument.

Eau de chaux. — Léger trouble.

Nitrate d'argent. — Coloration brune et précipité ; si l'on essaye ce réactif après avoir fait bouillir l'eau on n'a plus qu'un léger précipité blanc.

Chlorure de barium. — Précipité blanc très-abondant.

Acide arsénieux. — Légère coloration jaune ; le précipité se forme ensuite.

Iodure de potassium. — Rien.

Oxalate d'ammoniaque. — Abondant précipité blanc.

Solution alcoolique de savon. — Grumeaux.

Cyanoferrure de potassium jaune. — Rien.

Cyanoferride   *id.*   *rouge.* — Rien.

Sulfate de cuivre. — Léger trouble et légère coloration brune.

Acétate de plomb. — Coloration brune et abondants précipités.

Perchlorure de fer. — Léger trouble.

Il est aisé de voir par cette suite de réactions que l'eau de Camoins-les-Bains contient de l'hydrogène sulfuré , du gaz acide carbonique , des sulfates , des carbonates, des chlorures, de la chaux, de la barégine , etc. Nous allons bientôt indiquer dans quelles proportions ces corps existent dans les eaux et comment ils sont combinés entre eux.

L'eau des Camoins, exposée au contact de l'air et surtout au moyen de la chaleur, laisse échapper les gaz qu'elle renferme et précipiter une certaine quantité de sels calcaires qu'elle contenait en dissolution à la faveur de ces gaz.

Analyse Quantitative.

CORPS GAZEUX.

Nous avons fait bouillir un kilog. d'eau minérale dans le matras-cuvette destiné à recueillir les gaz contenus dans l'eau. Nous avons analysé ces gaz et nous avons constaté la présence du gaz acide sulfhydrique, du gaz acide carbonique , du gaz azote et de l'air atmosphérique.

Hydrogène sulfuré. — Au moyen du sulfhydromètre d'abord et ensuite au moyen d'une solution d'acide arsénieux dans l'acide chlorhydrique , nous avons constaté la présence de $0,^{gr}030$ milligrammes d'hydrogène sulfuré dans un kilog. d'eau analysée.

Acide carbonique libre. — Pour doser ce gaz nous nous sommes servis d'une dissolution ammoniacale de chlorure de barium. Le résultat a donné : gaz acide carbonique libre 0,^{gr} 098 milligrammes ; (plus bas nous verrons la quantité d'acide carbonique combiné). Dans l'éprouvette graduée où nous avions recueilli les gaz , après avoir absorbé l'acide carbonique et l'acide sulfhydrique, il est resté :

Air azote. — Air atmosphérique 0,^{gr} 046. Après avoir absorbé l'oxigène par le phosphore , il est resté gaz azote 0,005.

CORPS SOLIDES.

Sulfate de chaux. — Pour le sulfate de chaux nous avons dû doser, d'une part , l'acide sulfurique en versant un excès de chlorure de barium dans l'eau minérale acidulée avec de l'acide azotique pur , et d'autre part, la chaux au moyen de l'oxalate d'ammoniaque , nous avons eu sulfate de chaux : 1,^{gr} 010 ^{mg}.

Carbonate de chaux. — L'acide carbonique et la chaux ayant été dosés par les procédés ci-dessus indiqués , nous avons obtenu : carbonate de chaux , 0, 486 ^{mg}.

Magnésie. — Après avoir précipité la chaux , nous avons dosé la magnésie , au moyen du phosphate de soude ammoniacal , nous en avons obtenu 0, 030 ^{mg}. (la magnésie n'est point signalée dans le dernier rapport).

Chlorure de calcium. — Ce sel a été dosé au moyen d'une dissolution d'azotate d'argent ; un litre d'eau contient chlorure calcium 0,^{gr} 015 ^{mg}.

Barégine. — Par la perte que le résidu de l'évaporation d'un kilog. d'eau a éprouvée au moyen d'une calcination modérée , nous pouvons évaluer assez approximativement la quantité de barégine à 0, ^{gr} 050^{mg}.

Silice. — On ajoute à un kilog. d'eau un peu d'acide chlorhydrique pur ; on évapore à siccité ; on calcine le résidu ; on reprend celui-ci par de l'acide chlorhydrique étendu, et on filtre : ce qui ne se dissout point est de la silice ; les eaux analysées en contiennent 0, 005 ^{mg}. par litre.

En résumé , les eaux des Camoins contiennent par mille grammes d'eau :

Gaz acide sulfhydrique	0, ^{gr}.	030 ^{mg}.
» acide carbonique	0,	098 »
» azote.	0,	005 »
Air atmosphérique	0,	016 »
Sulfate de chaux.	1,	010 »
Carbonate de chaux.	0,	486 »
Chlorure de calcium.	0,	015 »
Magnésie.	0,	030 »
Barégine.	0,	050 »
Silice	0,	005 »
Eau distillée	998,	255 »

Il nous faut , en terminant , résumer l'action thérapeutique des eaux minérales des Camoins. Privée de tout document susceptible d'éclairer sa religion (registre fixant le chiffre des malades admis pendant chaque saison, la nature de leurs affections, etc.) (1),

(1) Cette lacune sera comblée par les soins de M. d'Heureux nous n'en doutons pas.

votre Commission n'a rien eu de mieux à faire que de reproduire le passage du remarquable rapport de 1839, qui étudie précisément cette question. (Ont signé ce travail MM. Martin, Ulo, Trémolière et Seux, rapporteur.)

En voici le texte : « Les eaux des Camoins agis« sent à la manière des excitants ; elles augmentent « l'appétit, activent la circulation et déterminent « une sueur abondante ou un écoulement considérable « d'urine. Leur emploi soit à l'intérieur, soit à l'exté« rieur est d'une grande utilité dans une foule de cas, « dans les maladies de la peau et les affections dar« treuses, elles produisent les effets les plus avanta« geux ; on s'en sert aussi avec succès dans les catar« rhes chroniques, lorsqu'on veut stimuler d'une « manière douce et continue la membrane muqueuse « qui tapisse les bronches. Leur efficacité est égale« ment vantée, à juste titre, dans le traitement des « affections scrofuleuses et des engorgements des « glandes lymphatiques. Elles peuvent agir d'une « manière très-heureuse dans les rhumatismes chro« niques, la goutte et les maladies des membres « accompagnées de raideur. Enfin, les personnes « atteintes de fleurs blanches ou de maladies de « l'utérus pourront trouver dans leur emploi un « soulagement à leurs maux. »

CONCLUSIONS.

Les eaux de Camoins-les-Bains n'ont pas changé de nature ; elles n'ont rien perdu de leur soufre et par conséquent de leur efficacité , qui demeure incontestable ; elles sont les mêmes , en un mot , qu'en mil huit cent trente-neuf.

L'établissement a acquis une importance plus grande ; il a subi une transformation heureuse ; on peut le considérer aujourd'hui comme une maison de santé favorablement située aux portes de notre ville et qui possède, sortant du sein même de la terre , un remède sérieux et naturel contre une foule de maux.

L'opinion favorable que la Société Impériale de médecine de Marseille avait manifestée sur cet établissement se trouve aujourd'hui sanctionnée. Nous devons des éloges au zèle éclairé du propriétaire qui poursuit avec une ardeur infatigable le développement de son œuvre. Nous lui devons, dans l'intérêt même de nos populations méridionales , des exhortations à persévérer, parce que , nous en sommes convaincus, Camoins-les-Bains est appelé à un plus grand avenir.